DES

SYPHILOÏDES POST-ÉROSIVES

ÉTUDE DE PATHOLOGIE CUTANÉE INFANTILE

PAR

Le Docteur L. JACQUET

Ancien interne des Hôpitaux et de l'Hôpital St-Louis
Lauréat de l'Académie de Médecine
Membre de la Société Anatomique

PARIS

G. STEINHEIL, ÉDITEUR

2, RUE CASIMIR-DELAVIGNE, 2

1888

DES

SYPHILOÏDES POST-ÉROSIVES

ÉTUDE DE PATHOLOGIE CUTANÉE INFANTILE

IMPRIMERIE LEMALE ET Cie, HAVRE

DES

SYPHILOÏDES POST-ÉROSIVES

ÉTUDE DE PATHOLOGIE CUTANÉE INFANTILE

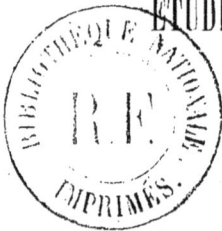

PAR

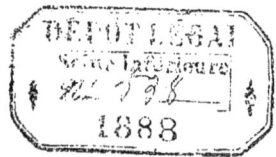

Le Docteur L. JACQUET

Ancien interne des Hôpitaux et de l'Hôpital St-Louis
Lauréat de l'Académie de Médecine
Membre de la Société Anatomique

PARIS

G. STEINHEIL, ÉDITEUR

2, RUE CASIMIR-DELAVIGNE, 2

—

1888

DES

SYPHILOÏDES POST-ÉROSIVES

ÉTUDE DE PATHOLOGIE CUTANÉE INFANTILE

AVANT-PROPOS

Parmi les lésions cutanées infantiles, si magistralement décrites par Parrot, il en est une dont la nature le laissa longtemps incertain. Croyant d'abord à une éruption non spécifique il l'avait nommée *érythème papuleux*.

Plus tard, entraîné par sa tendance à étendre le domaine de la syphilis, il en fit la *syphilide lenticulaire ;* dénomination adoptée par plusieurs auteurs, en particulier par Diday (1).

Or, en 1885, dans le service de notre cher maître M. Sevestre, nous avons *assisté* pour ainsi dire à *l'évolution* d'une éruption de ce genre, et nous avons pu en surprendre, de façon sûre, comme on le verra en lisant l'observation I, la nature et la pathogénie spéciales.

Un peu plus tard, ayant rencontré deux cas très légi-

(1) *Dict. encycl. des sc. méd.* Art. Syphilis congénitale, p. 500.

timement comparables à ce type, il nous fut possible de donner une étude de cette lésion sous le nom d'*érythème papuleux fessier post-érosif* (1).

Ce dernier néologisme, assez fâcheux nous l'avouons, au point de vue étymologique, exprimant le mode spécial d'évolution de ce *prétendu* érythème papuleux.

M. Sevestre nous fit l'honneur de partager notre opinion ; dans une communication à la Société des hôpitaux, il exposa la question de façon très précise et fit ressortir les difficultés du diagnostic. MM. Cadet de Gassicourt et Féréol s'associèrent, à quelques variantes près, aux considérations émises par M. Sevestre (2).

Nous estimons pourtant qu'il reste encore à dire sur ce point limité, mais assez important toutefois, de la dermatologie infantile et l'on voudra bien nous permettre d'y revenir à nouveau. D'une part en effet, il est absolument nécessaire d'abandonner le terme *érythème papuleux* que rien ne justifie aujourd'hui, et qui pourrait entraîner la plus fâcheuse confusion, en laissant croire à l'identité ou à l'analogie de l'éruption qui nous occupe avec une des formes de la maladie d'Hébra (érythème polymorphe) ; et d'autre part notre description primitive doit être remaniée et complétée à plusieurs points de vue.

Je saisis avec un vif empressement l'occasion d'exprimer ma gratitude à M. le Prof. Richet, à MM. Le Dentu, Brocq, Humbert et Schwartz ; à M. Quinquaud, mon savant compatriote ; à M. Sevestre, mon maître à

(1) L. JACQUET. *Rev. des maladies de l'enfance*, 1886, p. 208.
(2) *Bull. Soc. hôp.*, 1887, p. 450.

deux reprises et doublement bienveillant pour moi ; à M. Ernest Besnier, qui me fait l'honneur de m'associer encore aux travaux de son service et me laisse puiser aux trésors de sa vaste expérience dermatologique ; à M. Debove; ceux qui connaissent le médecin de l'hôpital Andral comprendront que j'aie trouvé bien courte la dernière année de mon internat; enfin à mes maîtres de l'école de Limoges, en particulier à mon très aimable ami le Prof. Justin Lemaistre et MM. les Prof. Mazard, Mandon et Chénieux.

M. Fournier m'a fait le grand honneur d'accepter la présidence de cette thèse, je lui en suis vivement reconnaissant.

I

Opinion primitive de Parrot. — Deux variétés d'éry-
thème simple : l'érythème vésiculeux, l'érythème papu-
leux. — Difficultés du diagnostic entre l'érythème
papuleux et les papules syphilitiques.
Plus tard, modification dans ces idées : l'érythème papu-
leux est spécifique, c'est la **syphilide lenticulaire.**
— Sa description.

Avant tout il nous importe pour bien montrer l'enchaî-
nement des faits de donner une rapide description des
érythèmes fessiers infantiles. Ici nous ne pouvons mieux
faire que de reproduire Parrot (1) : « Au début, l'érythème
est constitué par de petites taches rouges, isolées, à peine
larges de un à deux millimètres, ou groupées de manière
à former des plaques d'étendue variable, à contours irréguliers, toujours un peu saillantes, mais à des degrés
divers. Très rapidement on y voit apparaître une ou
plusieurs petites *vésicules*, contenant un liquide louche.
Chez quelques enfants, la poussée est tellement aiguë,
que le tégument sous-jacent à l'éruption se gonfle et fait
une saillie qui pourrait faire croire à l'existence d'un
érysipèle.

(1) PARROT. *L'athrepsie*, p. 99.

L'érythème des nouveau-nés est donc au début, toujours vésiculeux et présente une certaine analogie avec la miliaire ; mais cet état n'est pas durable et souvent il a disparu quand on est appelé à voir les malades. Les vésicules *éclatent* ou se dessèchent très rapidement et à leur niveau se fait une desquamation épidermique en forme de collerette, rappelant celle que produisent les sudamina.

Chez les enfants peu malades et promptement soignés, les choses s'arrêtent, les surfaces dénudées deviennent moins rouges ; et, par la reproduction de leur épiderme reprennent assez vite leur aspect normal. Quand la maladie continue sa marche, les lésions s'étendent en surface et en profondeur. Tandis qu'à la périphérie, apparaissent de nouvelles plaques vésiculeuses, les anciennes s'agrandissent, prennent une teinte rouge intense, et, par leur réunion forment de larges surfaces, au niveau desquelles le tégument très luisant paraît aminci et couvert d'un vernis.

Chez beaucoup de sujets par la chute ou l'usure continue de l'élément épithélial, il se forme de légères érosions très superficielles, à fond rosé ou cerise, à contour peu marqué. Elles sont le siège d'un suintement qui tache le linge en gris ou en jaune rosé, et l'empèse de même que tous les liquides albumino-fibrineux.

Dans quelques cas très exceptionnels ce ne sont plus de simples érosions de la peau que l'on constate, mais de *véritables ulcérations* profondes de un demi à un millimètre, à bords nettement découpés, à fond rouge et saignant, très rarement grisâtre.

Le siège de l'érythème des nouveau-nés a quelque chose de spécial, et constitue l'un des éléments les plus utiles de son diagnostic. Il se développe sur les bourses, les grandes lèvres, le périnée, les fesses, sur la région postérieure des cuisses et des jambes et dans les plis génito-cruraux. Parfois il envahit les membres inférieurs dans une plus grande étendue et se montre sur les genoux, les pieds, et même à la face interne des cuisses et des jambes. Beaucoup plus rarement il s'étend au tronc.

Dans ces diverses régions, l'érythème se présente avec quelques différences d'aspect sur tous les points à l'abri de l'humidité des couches et du contact des excréments, il conserve son apparence originelle. Les vésicules sont en général fort nettes, isolées et leur dessiccation lente donne naissance à une chute de l'épiderme très apparente. Au contraire, quand les parties sont habituellement mouillées et souillées, la desquamation se fait sur une vaste étendue et la rougeur est parfois si vive que l'on croirait avoir affaire à une surface saignante. Au niveau du scrotum et des grandes lèvres, l'érythème détermine souvent une tuméfaction œdémateuse qui acquiert, chez quelques enfants, des proportions considérables. *Quant aux ulcérations elles ne se développent que sur la région ano-périnéale et fessière.* »

Rien à changer à cette description sauf sur un point ; pour Parrot c'est là l'érythème de l'athrepsie, il s'observerait donc surtout chez des enfants faibles et débiles ; cette opinion est beaucoup trop absolue, et il nous importe de le faire remarquer, on verra pourquoi tout à l'heure. Toujours est-il que comme le dit M. Sevestre

« on voit des enfants vigoureux, nullement athrepsiques,
présenter un érythème intense et même lent à dispa-
raître » (1).

Quoi qu'il en soit, voilà bien établis l'existence et les
caractères de l'*érythème vésiculeux*.

A côté, et sans aucune relation avec le précédent,
Perrot décrit une autre espèce : « Il est un érythème que
je qualifie de *papuleux*. Je ne vous en ai pas encore parlé
bien qu'il soit assez commun, parce qu'il est exceptionnel chez les nouveau-nés, tandis qu'on l'observe surtout
après trois mois et jusqu'à un an. Je n'ai pas l'intention
d'entrer dans le détail de sa description, encore moins
de rechercher ses causes et sa nature, ce qui exigerait des
développements trop étendus ; mais il m'a semblé que je
ne pouvais passer sous silence une éruption cutanée aussi
fréquente chez les enfants du premier âge, *occupant le
même siège que l'érythème de l'athrepsie* et pouvant dans
quelques cas être confondue avec lui.

Elle est constituée par des papules généralement un
peu aplaties dont la largeur varie depuis celle d'une
petite tête d'épingle jusqu'à celle d'une lentille, d'un rose
brunâtre ou violacé, plus rouges et plus lisses à leur
contours où l'épiderme est luisant et semble aminci.

Entre elles, la peau est saine ou parsemée de taches
d'un brun plus ou moins foncé, dont quelques-unes,
encore un peu saillantes, semblent être le dernier vestige
de papules en voie de décroissance.

---

(1) SEVESTRE. Des érythèmes fessiers du premier âge. *Semaine
médicale*, 1887, p. 417.

On les trouve au pourtour de l'anus, sur les fesses, à la région supérieure et postérieure des cuisses, sur le scrotum et les grandes lèvres. Leur nombre est très variable, quelquefois l'on n'en compte que quatre ou cinq, mais il est des cas où elles sont beaucoup plus nombreuses, sans être jamais confluentes.

Elles ne s'accompagnent pas d'adénite inguinale, et il est tout à fait exceptionnel que l'on observe en même temps une ou plusieurs des variétés de l'érythème vésiculeux. Quand les malades guérissent, les papules s'affaissent avec une lenteur remarquable. Longtemps après qu'elles ont disparu, on trouve une tache brune à la place qu'elles occupaient.

Jamais je n'ai rencontré cet érythème chez des enfants de belle apparence; presque tous, ils avaient quelque marque cachectique; dans les cas de mort, j'ai habituellement constaté soit une tuberculisation viscérale, soit les lésions osseuses qui caractérisent le rachitis » (1).

Déjà, lors de cette description, Parrot avait été frappé de la difficulté qu'il y a dans certains cas, à distinguer cet érythème papuleux des papules syphilitiques (2). Il vit sans doute des faits nouveaux, à caractères plus tranchés encore, et chez des enfants non athrepsiques; peut être aussi observa-t-il des cas de coexistence avec des lésions spécifiques, toujours est-il qu'il fut peu à peu conduit à englober cette éruption parmi celles de la syphilis congénitale, et dès lors l'*érythème papuleux*

(1) *Loc. cit.*, p. 103.
(2) *Loc. cit.*, p. 106.

devint la *syphilide lenticulaire*. Seulement ses nouvelles observations lui montrèrent la nécessité de modifier la description primitive : voici celle qu'il donna dans ses leçons sur la syphilis héréditaire.

« La seconde forme de la syphilide en plaques, que j'ai qualifiée de lenticulaire est sans contredit, après la syphilide bulleuse, la plus simple, la plus nette, la plus facile à reconnaître. De toutes c'est la plus dure, la plus solide. Elle se montre la dernière et après elle il semble que la peau soit épuisée pour la végétation. *Presque toujours elle guérit spontanément, et avec elle s'éteint d'une manière définitive* l'activité diathésique.

On ne la voit *jamais se développer* en *dehors des fesses,* de la *région postérieure des cuisses* et des *jambes,* de la partie *inférieure* du scrotum et les grandes lèvres. Elle consiste en saillies lenticulaires, très aplaties ou demi-sphéroïdales n'ayant jamais plus d'un centimètre de large, violacées ou rouge cerise. Leur centre, dont l'épiderme est aminci, plus lisse et plus luisant qu'à la périphérie, est rarement excorié, suintant, déprimé et circonscrit par une collerette épidermique. Leur *distribution a quelque chose de caractéristique, étant exclusivement groupées sous forme d'îlots sur quatre régions, qu'isolent certains plis du tégument, d'autant plus profonds que les enfants sont plus gras. Ce sont en les énumérant de haut en bas : la fesse, la moitié supérieure de la cuisse, sa moitié inférieure et le mollet. Leur saillie et leur confluence sont à leur maximum sur la fesse, et s'atténuent graduellement et d'une manière très notable sur les autres segments, dans l'ordre où je viens de les énumérer ;*

de telle sorte que la partie inférieure de la cuisse est en général faiblement atteinte, et le mollet très rarement. Dans chacune de ces régions; c'est la partie centrale qui présente les lésions les plus accentuées. Les papules y sont plus larges, plus saillantes et plus nombreuses qu'à la périphérie, où par une décroissance successive, elles dégénèrent en de simples taches. Il n'y en a jamais sur la peau des sillons » (1).

Cette description est, empressons-nous de le dire, remarquablement exacte au point de vue morphologique. Elle est reproduite à peu près textuellement par Diday qui adopte sur ce point les idées de Parrot (2).

On va voir comment nous avons été amené à repousser également et l'érythème papuleux et la syphilide lenticulaire.

(1) *Syphilis héréditaire*, p. 40.
Il y a en note : Cette éruption est celle que M. Parrot a autrefois décrite sous le nom d'érythème papuleux.
(2) *Loc. cit.*, p. 590.

*Les érosions consécutives à l'érythème vésiculeux (éro-
sions post-vésiculeuses) sont fréquemment l'origine de
pseudo-papules. — Pathogénie de ces formations papuleuses. — Ce sont elles que l'on a décrites successivement
sous les noms d'***érythème papuleux*** *puis de*
syphilide lenticulaire *(*PARROT*), enfin d'***érythème papuleux, fessier, post-érosif*** *(*JAC-
QUET*). — Toutes ces dénominations sont mauvaises. —
«* ***Syphiloïdes post-érosives*** *» paraît préfé-
rable.*

Si le lecteur veut bien parcourir dans son entier l'observation ci-dessous, il verra, pris sur le vif, le mode de
formation des pseudo-papules :

OBSERVATION I (PERSONNELLE)

Syphiloïdes post-érosives.

Ourset (Camille), né le 24 mars 1885, reçu à la crèche
le 25 juin, est un enfant très vigoureux, en excellent état.

Il porte, à la région fessière, un assez grand nombre d'érosions, reliquat d'un érythème vésiculeux récent ; actuellement,
pas de vésicules en activité. Dans l'intervalle des lésions, légère
suffusion rouge sombre des téguments.

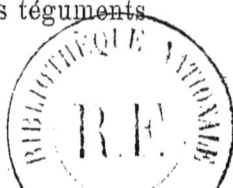

J.

2

Les érosions siègent :

1° Sur les bords du sillon interfessier et des deux plis fessiers. La marge de l'anus est saine.

2° Sur la convexité des fesses et des cuisses, groupées au centre de ces régions.

3° Sur les bords des plis poplités et sur la convexité des mollets.

Toutes sont régulièrement circulaires, du diamètre d'une lentille environ, un peu déprimées au-dessous de la surface épidermique.

Leur fond est constitué par le derme à nu, rouge vif, presque saignant.

Pas d'autres lésions.

L'enfant est confié à une nourrice.

Le lendemain, la sœur de la crèche me prie de revoir un des nourrissons examinés la veille, parce que, me dit-elle, « *c'est bien papuleux* ». L'enfant en question, que je ne reconnais pas tout d'abord et que je déclare même n'avoir pas encore vu, tant l'aspect est changé, est, en effet, porteur d'une éruption papuleuse des plus nettes. *Les éléments occupent exactement* les points précédemment indiqués. Ils sont d'un rouge sombre ou violacé, tous isolés, parfaitement circulaires. Leur saillie est très appréciable, régulièrement décroissante, du centre, où elle est d'un millimètre environ, à la périphérie.

L'épiderme qui les recouvre est très mince, lisse, comme vernissé. Pas trace de desquamation, d'érosion, de suintement.

Quelques-unes des papules offrent sur toute leur périphérie un fin plissé épidermique très régulier. Pas de collerette.

L'examen le plus attentif ne révèle aucun phénomène d'ordre spécifique : coryza, alopécie, fissures labiales, etc.

L'enfant est des plus vigoureux.

Malgré tout, on l'envoie à la nourricerie des syphilitiques, sans traitement.

28 juin. L'éruption s'est un peu affaissée.

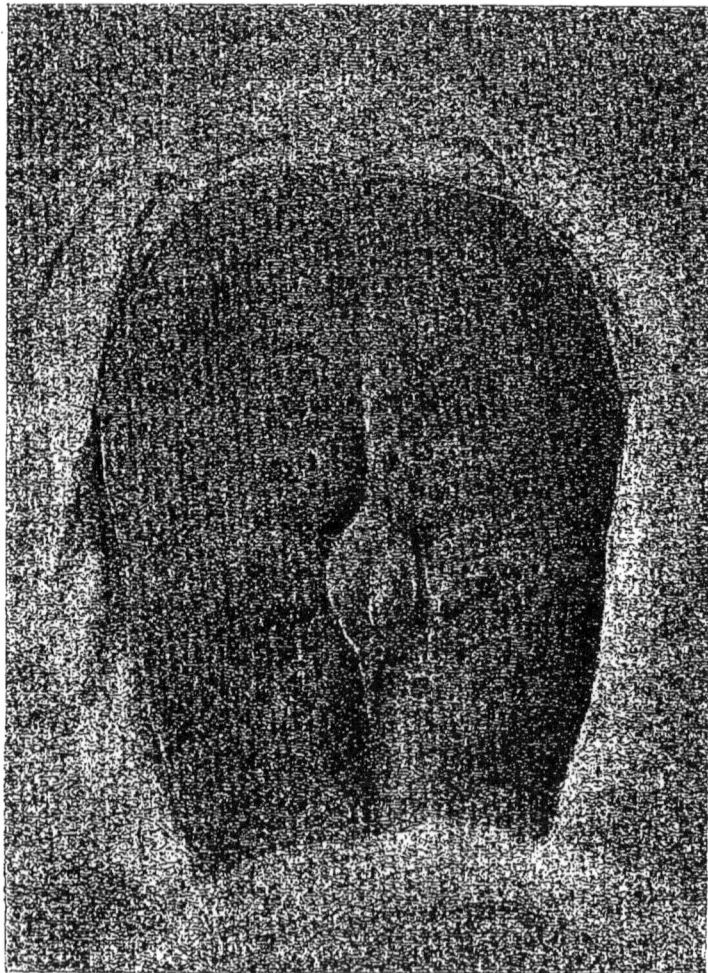

Syphiloïde post-érosive (Observation I).

1ᵉʳ juillet. Les papules ne sont plus perceptibles à gauche. A la fesse droite elles existent encore, mais pâlies et affaissées.

Pas de poussée nouvelle.

Quelques érosions superficielles et irrégulières au niveau de la marge de l'anus.

L'état général est bon.

Le 4. Plus rien. Un peu de muguet ; diarrhée légère.

Le 9. Érythème fessier simple, diarrhée, vomissements. On donne une nourrice à l'enfant.

Le 20. Les troubles digestifs s'étant amendés, il est envoyé à la campagne (1).

On voit par ce fait que du *jour au lendemain*, des érosions peuvent faire place à des pseudo-papules saillantes, rouges, dures, ayant revêtu en un mot les caractères d'une syphilide papuleuse jeune. En outre, on conçoit que si l'enfant nous avait été amené un jour plus tard, nous eussions pu demeurer très hésitant sur le diagnostic ; et se rappelant la description de Parrot, l'on conviendra qu'il eût été fort excusable en somme de songer à la *syphilide lenticulaire*.

Que s'était-il donc passé dans ce cas ? Évidemment ceci : le derme mis à vif au niveau des érosions post-vésiculeuses, irrité par le contact avec des langes plus ou moins souillés, a bourgeonné, d'autant plus activement qu'il s'agissait d'un enfant *vigoureux*, dont la peau bien vascularisée avait toute la vitalité désirable.

(1) Nous avons fait demander des nouvelles de cet enfant. D'une lettre en date du 18 décembre 1885, il résulte qu'il n'a eu qu'un peu de diarrhée au mois d'août. Actuellement, « *c'est un bel enfant, dans toute l'acception du mot* ».

Chaque érosion donna ainsi naissance à une saillie dermique reproduisant sa forme, calquée sur elle en un mot. De là le néologisme de *post-érosive*, pour désigner cette papulation d'origine si spéciale.

Ce processus est-il fréquent ? Le résultat en est-il toujours le même ? Ici il nous faut faire une distinction : On voit souvent, il est vrai, chez des enfants athrepsiques ou non, des érythèmes accompagnés d'érosions disséminées, plus ou moins nettes, *et par suite,* souvent aussi l'on rencontre de très petites saillies dermiques, lisses, et d'un rouge luisant ; des semis papuleux, mêlés à la rougeur diffuse et aux érosions post-vésiculeuses. Mais les cas types, comparables à l'observation I sont assez rares. Personnellement nous n'en avons observé que deux autres, mais nous tenons de M. Sevestre qu'on en voit fréquemment aux Enfants-Assistés.

Ajoutons qu'une des planches annexées au livre de Parrot paraît en être un bel exemple (1). Nous disons *paraît,* car l'observation manque ; nulle part dans le texte il n'en est fait mention, il est donc impossible *d'affirmer* que dans ce cas il n'existait aucune lésion incontestablement spécifique. Nous en dirons autant de deux moulages de la collection Parrot (2) qui sont malheureusement dans les mêmes conditions d'incognito documentaire. Voilà pour la fréquence.

Voici pour les caractères morphologiquee. Ils ne sont pas toujours aussi complets que dans l'observation pré-

(1) *La syphilis héréditaire.* Planche avec le titre de syphilis héréditaire.

(2) Musée de l'hôp. St-Louis.

cédente : les érosions post-vésiculeuses, une fois consti-
tuées évoluent de façon variable, suivant leurs dimensions, la vitalité de leur fond dermique, et sans doute
aussi suivant le degré des soins de propreté, la qualité
plus ou moins irritante de l'urine et des matières en contact.

En fait voici, croyons-nous, les divers modes d'évolution possibles :

1° Il y a cicatrisation simple, l'érosion ne bourgeonne
pas ; un épiderme lisse la recouvre.

2° Le derme se tuméfie légèrement ; les bords surtout,
d'aspect rouge violacé, font saillie ; le centre au contraire
légèrement déprimé, est luisant, rouge vif, parfois suintant. Tous ces caractères notons-le, sont *très analogues* à
ceux des syphilides papulo-érosives.

3° Le bourgeonnement a été uniforme ; il y a *pseudo-
papule* lisse, rouge sombre, plus ou moins dure, reproduisant exactement les dimensions et la forme de l'érosion initiale. Celle-ci a pu rester circulaire, ou s'accroître
irrégulièrement, ou encore deux ou plusieurs petits ulcères voisins ont pu coalescer : Il est clair que, si l'hypertrophie papuleuse survient, elle sera calquée sur la
forme des ulcères dermiques.

Tels sont les divers degrés qu'on peut observer, et
qu'on observe assez fréquemment *isolés* ou *associés*, et si
malgré cette fréquence les erreurs de diagnostic sont en
somme assez rares, c'est que les cas frustes sont les plus
nombreux et qu'alors il n'y a pas de confusion possible.
Nous avons vu qu'il n'en est pas de même quand la forme
pseudo-papuleuse est pure, sans reliquat d'érythème et

d'érosions ; c'est qu'alors on retrouve tous les points es-
sentiels de la syphilide lenticulaire de Parrot : la localisation spéciale (1), les caractères objectifs des éléments,
leur mode de groupement avec confluence décroissante
de haut en bas (fesse, cuisse, mollet), et maximum de
saillie au centre de chacune de ces régions, enfin l'intégrité des plis. Tous ces caractères sont réunis dans les
observations I, IV et VII, et qu'on nous laisse remarquer
ici, indépendamment de toute autre considération qu'il
est bien peu dans le génie de la syphilis, de se discipliner,
et de se systématiser à ce point.

Avant d'en finir avec ces réflexions on nous permettra
d'insister sur un signe particulier mentionné dans deux
de nos observations (I et III). Il faut le rechercher avec
soin dans les cas embarrassants, car il est d'importance
majeure et de signification non douteuse ; il s'agit d'*un
plissement épidermique rayonné, à plis très fins et paral-
lèles* qu'on observe parfois autour des pseudo-papules.
Jamais une papule syphilitique ne se présente avec
cet aspect, bien différent de la fine brisure de l'épiderme,
connue sous le nom de collerette de Biett, qui d'ailleurs
n'est pas spéciale aux syphilides.

On voudra bien, d'ores et déjà reconnaître que nous
avons, à bon escient, écarté les trois dénominations successivement adoptées pour désigner ces lésions infantiles :

Syphilide lenticulaire, consacrait une erreur de fait.

---

(1) Nous verrons plus loin cependant que ce n'est pas là un carac-
tère absolu.

Érythème papuleux n'est guère admissible : sans parler de la confusion à craindre avec des formes de l'érythème polymorphe, il est clair qu'il n'y a pas là *papule* au sens anatomo-pathologique du mot, si toutefois l'on adopte une définition rationnelle de ce terme, comme la suivante : « la papule est une tuméfaction limitée de la surface du derme et du réseau papillaire à la suite d'une congestion œdémateuse ou d'un œdème inflammatoire de ces parties » (Cornil et Ranvier) (1) ; ou celle plus concise de M. E. Besnier : « les papules sont essentiellement des *infiltrats* de la couche papillaire du derme » (2). Dans l'espèce c'est d'un *bourgeonnement* du derme qu'il s'agit et non d'un infiltrat ; la différence est grande.

Aussi bien avons-nous péché nous aussi à ce point de vue, en adoptant le terme : *Érythème papuleux fessier post-érosif* d'autant que le mot fessier, on va le voir tout à l'heure est trop exclusif. Malheureusement, il est plus aisé de critiquer les noms en usage que d'en fournir un acceptable. Aussi requérons-nous l'indulgence pour notre désignation nouvelle des « *syphiloïdes post-érosives* » ; elle exprime, ou du moins essaye d'exprimer deux choses : l'analogie d'aspect des pseudo-papules avec les syphilides, et leur origine spéciale.

Nous n'avons cité jusque-là qu'une observation, la plus typique qu'il nous a été donné de voir. Voici une série d'autres cas, intéressants à divers titres.

(1) *Hist. path.* 2ᵉ édit., t. II, p. 259.
(2) KAPOSI. Trad. française, t. I, p. 83, note 1.

OBSERVATION II (PERSONNELLE)

Syphiloïde post-érosive à poussées excessives.

Fandon (Louis-Léon). Né le 19 juillet 1885. Entré le 1er octo-. bre 1885.

Cet enfant est fort, en très bon état.

Les lésions qu'il présente siègent aux fesses, à *la partie postérieure* des cuisses et des jambes et au scrotum.

Aux fesses : saillies nummulaires, rouge sombre, assez dures, isolées sauf sur les bords du sillon interfessier où elles se confondent en formant deux saillies allongées, à limites irrégulières, occupant toute l'étendue des bords de la rainure interfessière.

Autour de la marge de l'anus, quelques excoriations du diamètre d'une lentille qui ne tarderont probablement pas à devenir papuleuses.

Aux cuisses : il existe seulement deux ou trois saillies régulièrement circulaires et franchement accusées. Semis papuleux formé de petites saillies irrégulières d'un rouge vif. Quelques érosions dermiques.

Aux jambes, mêmes lésions, moins accentuées.

Scrotum : la peau de son extrémité libre est rouge, tuméfiée ; on y voit quelques ulcérations rouge vif, recouvertes d'un épiderme mince.

Rien sur le reste du corps. Ni coryza, ni fissures labiales, ni déformations osseuses, alopécie, etc. Pas de traitement.

4 octobre. Les formations papuleuses ont subi un léger degré d'affaissement. A la région péri-anale les érosions sont toujours à vif. État général satisfaisant.

Le 7. *L'hypertrophie papulaire* s'est effectuée à la région anale ; *elle a presque disparu* sur le reste des téguments.

Le 10. Il n'y a plus rien nulle part, sauf quelques macules violacées ou brunâtres aux points occupés par les lésions.

Le 15. A la région fessière, rougeur intense depuis la veille; tuméfaction des téguments. Sur ce fond érythémateux apparaissent de fines *vésicules* à contenu légèrement louche, très nombreuses, presque cohérentes.

Le 17. La poussée vésiculeuse nouvelle s'est excoriée, mais les érosions sont très petites et très superficielles. Toutes sont recouvertes, sans saillie aucune, d'une mince pellicule épidermique qui laisse voir leur coloration rouge sang.

Le 20. Tout a disparu.

On remarquera dans ce cas, le polymorphisme des lésions, la coexistence des érosions post-vésiculeuses et des pseudo-papules; leur extension au scrotum et à la marge de l'anus, enfin la pluralité des poussées vésiculeuses et pseudo-papuleuses. La confusion avec une éruption spécifique était facile à éviter. Il en est tout autrement dans l'observation suivante qui montrera les syphiloïdes sous l'aspect de plaque ou nappe polycyclique.

OBSERVATION III (PERSONNELLE)

Syphiloïde post-érosive en nappe.

Boutin (Marie-Constance), née le 15 août 1885. Entrée le 12 novembre suivant.

Enfant vigoureuse. Aucune trace d'affection diathésique. Il existe à la région péri-anale une nappe formée de saillies confluentes, que le toucher permet de distinguer les unes des autres.

Cette nappe occupe toute la marge de l'anus en la débordant et empiétant sur la face postérieure des fesses de 2 ou 3 centimètres. Elle s'y limite par des bourrelets très nettement saillants, à bord polycycliques, dessinant trois ou quatre demi-cercles de 1 centimètre de rayon environ. La couleur générale de la nappe papuleuse est d'un rouge pâle, un peu plus foncé par places. Il n'y a ni érosions, ni suintement à la surface.

A la partie postérieure des fesses et des cuisses on ne voit qu'un semis papuleux formé de petits éléments assez irréguliers ; cependant au centre de la cuisse gauche se dégage nettement une papule un peu plus grosse qu'une lentille, rouge sombre, d'aspect vernissé, très régulièrement arrondie et assez dure ; à sa périphérie se voit un fin plissement rayonné de l'épiderme.

Rien sur le reste du corps. Aucun phénomène spécifique. L'état général est excellent. Pas de traitement.

15 novembre. *Tout a disparu* : il reste seulement quelques macules violacées.

Le 26. Un groupe d'excoriations nummulaires s'est montré sur la partie droite de la marge de l'anus ; deux d'entre elles ont les dimensions d'une lentille.

Le 29. A la place des excoriations, papulation légère, peu colorée, mais bien nette. Le surlendemain disparition de ces saillies.

16 décembre. L'enfant est morte « *subitement* » dans la nuit. Depuis la veille au soir elle avait été prise, nous a dit la sœur, de « *hoquets et de sifflements* ». Jusqu'à cette date l'état général s'était maintenu excellent ; l'enfant avait bonne mine et augmentait régulièrement de poids.

A l'*autopsie*, pratiquée le lendemain, nous pûmes reconnaître quelques noyaux de broncho-pneumonie disséminés à la partie postérieure des deux poumons. Dans les bronches et la trachée, *liquide légèrement spumeux*, assez abondant.

Les autres viscères sont absolument sains ; le *foie* est de dimension et de coloration normales, sans traces de cicatrices, de sclérose ou de néoplasies quelconques.

Les reins, les capsules surrénales, la rate, le tube digestif n'offrent rien de particulier.

Le *thymus*, sans paraître altéré organiquement, est de volume notablement exagéré. Le système osseux est sain.

L'intérêt spécial de cette observation réside dans la confluence des éléments, simulant la lésion décrite par les auteurs sous le nom de syphilide papuleuse en nappe. Dans ce cas, en dépit des apparences, nous avons pu nier d'emblée la syphilis, nous basant sur l'intégrité absolue du reste du tégument, sur l'absence d'autres signes spécifiques, sur l'existence du semis papuleux des cuisses et surtout de la papule à *plissement rayonné de l'épiderme*, aspect qui pour nous est pathognomonique. Notre avis se trouva confirmé par la disparition complète de la néoplasie en *trois jours* et sans traitement, par la seconde poussée survenue quelques jours plus tard sous nos yeux et *visiblement* post-érosive, enfin par l'autopsie, entièrement négative, au point de vue de la syphilis.

Il n'a été question jusqu'ici que de syphiloïdes limitées aux fesses et aux régions postérieures de la cuisse et de la jambe, le reste du tégument étant indemne, circonstance bien favorable au diagnostic. Il n'en est pas toujours ainsi et nous avons observé dans le service de M. Ernest Besnier, un cas complexe où des lésions syphiloïdes de la face, des lèvres, etc., venaient obscurcir le diagnostic ; bref, l'aspect général de l'enfant méritait de tous points le mot de pseudo-syphilis, que prononça

M. Besnier après un examen attentif. Voici cette observation :

OBSERVATION IV (PERSONNELLE)

*Syphiloïde post-érosive chez un enfant atteint de coryza, de
blépharo-conjonctivite légère, de fissures eczématiques des
lèvres, etc.*

Jean S..., 15 mois. — Admis à l'hôpital St-Louis, salle
Gibert, n° 3.

C'est un enfant vigoureux, qui, au moment de son entrée, est
dans l'état suivant : coryza intense ; l'écoulement est pure-
ment muqueux, non sanguinolent, quelques croûtes jaune
brunâtre à l'insertion des ailes du nez.

Les paupières sont tuméfiées, recouvrent presque complète-
ment les yeux, leur bord libre est enflammé, recouvert de quelques croûtes agglutinant les cils. Les globes oculaires sont
intacts, les conjonctives un peu rouges. Quelques papules et
papulo-pustules recouvertes de légères croûtelles, sont disséminées sur le front contre les deux sourcils, sur les joues et le
reste de la face ; ces lésions reposent sur un fond légèrement
et irrégulièrement érythémateux et ne sont pas plus abondantes au pourtour des orifices.

Le limbe de la lèvre supérieure est coupé de deux fissures
assez profondes limitant le lobule médian ; leur fond n'est pas
purulent ; il est plutôt sanguinolent.

Rien au cuir chevelu ; il n'y a pas d'alopécie proprement
dite, toutefois les cheveux viennent aisément au doigt.

La voix est très forte, sans raucité.

La tête est grosse ; sans déformations ni ostéophytes ; la
fontanelle antérieure est de dimensions normales.

Rien sur les bras ni sur le tronc.

Par contre les membres inférieurs, dans toute l'étendue de

leur partie postéro-interne sont le siège de lésions variées :
d'abord des papules de dimensions variables, abondantes surtout
aux fesses et aux cuisses, rouge sombre ou rouge violacé ; les
plus volumineuses se voient au centre de la région des cuisses ;
quelques-unes sont excoriées ; entre elles macules violacées,
érosions luisantes, rouge vif.

Rien à la région péri-anale, rien dans *les plis.*

Aux jambes (partie postéro-interne) mêmes lésions, mais les
papules sont plus petites et moins nombreuses.

La tante de l'enfant, admise avec lui à l'hôpital, nous
apprend que le début remonte à 4 mois ; il existait alors de la
diarrhée avec rougeur aux fesses ; un peu plus tard los yeux et
la face furent malades ; on consulta un médecin ; les rougeurs
disparurent puis revinrent à plusieurs reprises.

La mère a été vue et examinée à l'hôpital ; elle est parfaitement saine et a trois autres enfants tous très-forts.

Le père est mort de fluxion de poitrine il y a 4 mois.

En 3 ou 4 jours l'état s'est considérablement amélioré, par de
simples soins de propreté.

L'enfant sort au bout d'une huitaine, en très bon état.

Ainsi que nous l'avons fait prévoir un peu plus haut
(p. 23), la région fessière et la partie postérieure des
cuisses et des jambes pour être la localisation préférée
des syphiloïdes, n'en sont cependant pas le siège exclusif.
Déjà dans quelques cas, nous avions vu nous-même la
base du scrotum, et la partie juxta-anale des grandes
lèvres recouvertes d'érosions et quelquefois de pseudo-
papules peu marquées parce qu'elles se perdaient dans
la tuméfaction œdémateuse des parties. Une fois même
nous avons observé une enfant chez qui des papules post-
érosives, du moins nous les considérions comme telles,
avaient donné aux grandes lèvres l'aspect boursoufflé que

présente parfois cette région dans les cas de syphilide papuleuse. Mais c'est à notre savant maître, M. A. Sevestre que nous devons la notion de l'existence possible des syphiloïdes post-érosives, en un point quelconque du tégument; la chose est d'ailleurs théoriquement fort admissible, car si *l'érythème vésiculeux* et ses érosions, siègent le plus ordinairement aux régions postérieures, il n'est pas douteux qu'il ne puisse à titre exceptionnel, exister en d'autres régions (1) et partant y laisser comme suite des syphiloïdes post-érosives. L'observation ci-dessous, recueillie dans le service de M. Sevestre et due à l'obligeance de notre collègue Legrand, en est la preuve.

OBSERVATION V

Syphiloïdes post-érosives des régions crurales antérieure de la région fessière.

G .., âgée de 6 mois, admise le 4 mars 1888 à l'infirmerie des Enfants-Assistés, service de M. Sevestre.

C'est une enfant d'embonpoint moyen, son état général est excellent.

Au-dessus du pli de l'aine gauche se voient deux ou trois érosions rouges ; il en existe aussi quelques-unes au niveau des grandes lèvres.

A la partie antéro supérieure de la cuisse gauche, entre deux plis profonds siège une plaque arrondie, nettement surélevée, assez dure, grande comme une pièce d'un franc. Le fond un peu déprimé est rouge luisant ; tout autour de cette plaque la peau est légèrement anémiée, ce qui constitue une sorte de collerette blanchâtre. Sur la même région de la cuisse, il y a,

(1) PARROT. *L'athrepsie*, p. 102.

en outre, d'assez nombreuses petites papules rouge violacé, sans érosion à leur surface.

On en voit aussi quelques-unes au même niveau de la cuisse droite.

Aux fesses il existe un certain nombre de papules, les plus volumineuses au centre de la région.

Sous les cuisses, symétriquement, au centre également, deux grosses papules d'un rouge un peu cuivré, déprimées légèrement à leur milieu, l'une érosive, l'autre non.

Rien autour de l'anus, rien dans les plis. Sur le reste du corps pas trace d'éruption.

La cavité buccale est saine, pas de fissures aux lèvres. Le système osseux est en bon état.

6 mars. Sans aucun autre traitement qu'un bain simple et des soins de propreté, les éléments ci-dessus décrits ont pâli et se sont affaissés. La grande papule érosive de la cuisse gauche est de coloration plus terne, sa saillie a diminuée.

Le 9. L'éruption est à peine appréciable ; il ne reste plus que les macules violacées.

Le 12. L'enfant quitte l'hôpital.

Cette observation, outre la particularité concernant le siège, prouve aussi que les dimensions des éléments peuvent être assez considérables, puisque l'un d'eux atteignait ici le diamètre d'une pièce d'un franc.

Citons un autre cas, observée également dans le service de M. Sevestre, montrant les syphiloïdes sous forme de nappes confluentes et suintantes du pli de l'aine ; nous signalons ce fait avec quelques réserves sur la certitude du diagnostic :

OBSERVATION VI

Syphiloïdes post-érosives du pli de l'aine.

S..., enfant de huit mois, assez forte.

A l'entrée elle présente dans les deux aines des plaques sur-élevées, de forme arrondie ou allongée, limitées par une sorte de bourrelet rougeâtre. La surface est grisâtre, légèrement suintante.

Rien à la vulve.

Pas trace de syphilis sur le reste du corps.

En 4 ou 5 jours sans aucun autre traitement, que des soins de propreté, tout a disparu, il ne reste plus dans les aines qu'une maculature lisse et rosée.

Peu de jours après l'enfant meurt d'une diphtérie contractée dans le service.

Cette observation, nous le répétons, nous laisse dans l'esprit quelques doutes; elle est incomplète à plusieurs points de vue.

En voici par contre une autre, rentrant dans le cadre ordinaire :

OBSERVATION VII (PERSONNELLE)

Rachitisme. — Hydrocéphalie. — Syphiloïde post-érosive. —
Mort. — Autopsie.

S..., Marie, 11 mois, entrée le 11 octobre 1886.

Enfant chétive, rachitique et hydrocéphale: la racine du nez est aplatie. Crâne volumineux: les deux bosses frontales et les deux pariétales sont très accentuées; la bosse occipitale fait une saillie énorme ; les 2 fontanelles sont encore réunies l'une à l'autre par la suture sagittale largement ouverte.

Diamètre bi-auriculaire................ 9ᶜ 1/2
— occipito-frontal............... 15ᶜ 1/4
— sous-occipito-mentonier....... 13ᶜ 1/2
— Circonférence de la tête....... 47ᶜ

Chapelet costal léger ; les côtes inférieures sont déjetées en dehors. — Ventre volumineux.

Un peu de coryza simple, non sanguinolent.

Rien aux lèvres, rien dans la cavité buccale.

Au-dessus du pli inguinal droit, cicatrice de forme elleptique de la grandeur d'une petite noisette à surface nacrée, sans brides ni adhérences.

Rien autre chose sur les téguments, sauf l'éruption fessière ci-dessous décrite : de chaque côté du pli interfessier, à la face postérieure des cuisses jusqu'au creux poplité, se voient des groupes des papules violacées lenticulaires, à base un peu indurée, sans érosion ni desquamation à leur surface. Ces papules sont de moins en moins nombreuses de la fesse au creux du jarret. Les plus volumineuses sont au centre des régions envahies, les *plis* absolument indemnes.

Un peu d'érythème simple autour de l'anus et au niveau de la partie inférieure des grandes lèvres.

16 octobre. L'éruption des fesses et des cuisses a beaucoup pâli ; les papules ne sont plus qu'à peine saillantes, très peu indurées, et d'une teinte violacée très pâle. Il existe toujours un peu d'érythème simple à la partie inférieure des grandes lèvres.

Mauvais état général, amaigrissement, diarrhée.

Mort le 20 octobre.

Autopsie : Organes thoraciques sains.

Foie : de coloration violet pâle ; un peu congestionné et graisseux. A la surface du lobe gauche vers sa partie moyenne, se voit un nodule gris blanchâtre, gros comme un grain de chénevis, ne formant aucune saillie ; à la coupe même coloration.

J'en trouve un second, de mêmes caractères et de mêmes

dimensions dans l'intérieur du lobe droit, en plein parenchyme. Il n'en existe pas d'autres dans toute l'étendue et l'épaisseur du foie.

Aucune autre lésion appréciable à l'œil nu.

Crâne. — Liquide en grande abondance distendant les ventricules. Symphyse méningée étendue : l'arachnoïde et la pie-mère sont soudées en une membrane unique, épaissie, blanc jaunâtre, presque opaque.

EXAMEN MICROSCOPIQUE. — Le foie a été examiné au niveau et autour des deux nodules sus-mentionnés.

A un faible grossissement (OC. I Obj. 2 Verick), on voit que celle des néoplasies qui paraissait superficielle est séparée de la capsule de Glisson par une mince bande de tissu hépatique sain. Elle est irrégulièrement arrondie, à sa partie profonde se rattachent deux petits prolongements latéraux. Le noyau principal est formé d'un amas compact de cellules embryonnaires dont la vive coloration carminée tranche nettement sur le fond jaune brunâtre du tissu glandulaire. En aucun point de cet amas néoplasique n'existe de dégénérescence vitreuse ou caséeuse ; il n'y a pas non plus de cellules géantes. Mais on y voit très nettement quelques tronçons de canalicules biliaires, coupés parallèlement ou perpendiculairement à leurs parois.

Les prolongements latéraux sont formés aussi d'éléments analogues, mais beaucoup moins abondants, qui se sont déposés autour de tronçons assez étendus d'artérioles et de capillaires biliaires enflammés.

Le tissu hépatique qui entoure les nodules, n'est pas altéré ; les cellules sont saines ; cependant à leur périphérie un certain nombre de cellules migratrices s'infiltrent entre les travées cellulaires de la glande.

Sur le reste de la surface des coupes, se montre en divers points, dans les espaces portes, une irritation assez nette, sur le trajet des vaisseaux biliaires, irritations qui se traduit par des traînées de cellules migratrices ; mais en aucun autre point on ne voit d'amas constitué en nodules.

Chez ce malade, aucun indice avéré de vérole. Quant aux nodules hépatiques constatés à l'autopsie, leur interprétation est assez embarrassante, mais il est très vraisemblable qu'il s'agit d'abcès biliaires anciens, ainsi que semble l'indiquer l'irritation péri-angiocholique.

III

Il ne présente généralement pas de difficultés sérieu-
ses : avec les éruptions de l'enfance connues sous le nom
de strophulus, ou de prurigo, la confusion est impossible ; il s'agit alors en effet d'une affection *chronique*,
prurigineuse, envahissant les membres du côté de l'extension surtout, fréquemment accompagnée d'urticaire,
et constituée essentiellement par de très petites *papules*
très nombreuses.

Plus embarrassante serait peut-être une affection,
rare d'ailleurs, encore mal connue dans sa nature et que
dernièrement M. E. Besnier proposait de nommer *érythème* papuleux vacciniforme des nouveau-nés. Voici
ses caractères principaux d'après la description qu'ont
donné M. E. Besnier (1) et M. Feulard (2); l'éruption
siège aux régions génito-crurales; elle est constituée par
des saillies papuleuses de dimensions variables de forme
arrondie, à centre exulcéré ou croûtelleux, entouré d'un

(1) Syphilis et syphiloïdes infantiles (*Bulletin médical*, juin 1887).
(2) Eruption papuleuse d'aspect vacciniforme (*France médicale*,
1887, n° 74).

petit bourrelet blanc grisâtre d'aspect couenneux avec aréole rosée périphérique.

Ce sont là des caractères bien rapprochés de ceux des plaques syphilitiques cutanées (plaques de Legendre); bien voisins aussi des cas de syphiloïdes post-érosives à éléments suintants; mais les syphiloïdes suintantes sont l'exception, caus en tos, on en rencontrerait toujours de *lisses*, avec ou sans trace d'érythème vésiculeux et d'érosions post-vésiculeuses.

Enfin l'on serait rapidement tiré d'embarras par la durée de l'affection : les syphiloïdes disparaissant *constamment* en quelques jours grâce à de simples soins de propreté, tandis que les papules de l'érythème vaccini-formes ont une durée beaucoup plus longue.

Nous arrivons à la syphilis; là est évidemment le point délicat, car l'on peut dire avec M. Sevestre, que, « considérée en elle-même, abstraction faite de tout ce qui l'entoure, la papule post-érosive ressemble absolument à la papule syphilitique » et l'on sait combien fréquentes sont chez les enfants, les syphilides papuleuses des fesses. Cependant l'on peut toujours, croyons-nous, arriver au diagnostic.

Trois choses sont à considérer :

1° Les lésions accessoires;

2° L'état général;

3° Les caractères objectifs de l'éruption.

1° Si après un examen complet on ne constate aucune autre lésion des lèvres, de la bouche, des téguments, du système osseux, le terrain est déjà bien déblayé et l'infection spécifique devient bien peu probable. Pourtant, l'on

ne perdra pas de vue, qu'il peut apparaître chez les
enfants, aux lèvres, à la face, etc. des lésions syphiloïdes,
de nature érythémateuse, eczémateuse ou autre, coexis-
tant parfois avec des syphiloïdes pseudo-papuleuses
(Voir l'obs. IV).

2° Nous avons dit que les syphiloïdes post-érosives,
apparaissent de préférence chez les enfants vigoureux, et
nous en avons donné la raison, mais ce n'est pas là, tant
s'en faut, une règle absolue ; on peut les observer aussi
chez des enfants chétifs, et, d'autre part on voit parfois
de beaux enfants porteurs de lésions spécifiques. C'est
alors surtout que la morphologie des lésions sera à considérer.

3° Aucune différence nous l'avons dit dans l'aspect
d'une pseudo-papule isolée, à moins qu'on ne recon-
naisse à sa périphérie, le *plissement épidermique rayonné*
dont nous avons parlé ; il est rare mais de signification
non équivoque. A défaut de ce signe, l'aspect général des
lésions servira de guide ; les deux points importants sont :

a. La localisation spéciale (fesse, convexité de la cuisse
et des mollets, avec *intégrité des plis*). C'est là le siège
ordinaire. Pourtant on ne perdra pas de vue qu'il existe
des cas à localisation anormale (Voir obs. V).

b. La *coexistence habituelle* d'érythème, de vésicules,
et d'érosions post-vésiculeuses, ou tout au moins de macules violacées ou brunâtres qui en sont le vestige.

Enfin il faut songer au cas où les syphiloïdes post-érosives surviendraient chez un enfant infecté ; M. Sevestre
nous a dit avoir vu récemment un fait de ce genre.

IV. — RÉSUMÉ

Les vésicules de l'érythème simple infantile, donnent assez fréquemment naissance à des érosions dermiques, *érosions post-vésiculeuses*, petites d'ordinaire, pouvant toutefois acquérir un certain diamètre sans doute par coalescence de plusieurs érosions voisines.

Ces érosions siègent de préférence et par ordre décroissant de fréquence et de dimensions :

A la région fessière.

Sur la convexité des régions crurale et jambière postérieure.

Sur la base du scrotum et la partie inférieure des grandes lèvres.

Exceptionnellement aux régions inguinale et crurale antérieure, à la marge de l'anus, etc...

Elles peuvent se terminer par cicatrisation simple.

Dans un certain nombre de cas elles donnent naissance par *bourgeonnement dermique* à des *pseudo-papules* reproduisant leur localisation et leurs dimensions.

Ces pseudo-papules peuvent être lenticulaires, arrondies, lisses, ou à bords un peu surélevés, à centre déprimé et suintant.

Elles peuvent donc simuler les principaux aspects des

syphilides papuleuses, et le terme de *syphiloïdes post-éro-sives* rappelle à la fois, leur *aspect* et leur *origine.*

Plus fréquentes chez les enfants vigoureux, c'est après le deuxième mois que nous les avons observées, jusqu'à l'âge de quinze mois.

Il faut noter leur coexistence possible avec d'autres lésions syphiloïdes, et même dûment spécifiques.

Leur durée ne dépasse guère une à deux semaines, mais il peut se produire des poussées successives.

Leur traitement est des plus simples (soins de propreté). Il importe seulement de combattre les causes de l'affection qui les provoque, c'est-à-dire l'érythème vésiculeux.

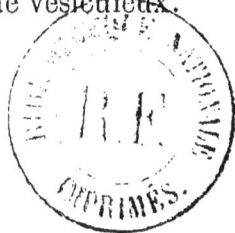

IMPRIMERIE LEMALE ET Cⁱᵉ, HAVRE